TRAITÉ

DES

MALADIES VÉNÉRIENNES.

TRAITÉ

DES

MALADIES VÉNÉRIENNES,

OU

L'ART

DE SE TRAITER SOI-MEME,

ET

DE SE GUÉRIR DE LEURS DIFFÉRENS SYMPTOMES, DANS LES CAS LES PLUS ORDINAIRES.

Par A. M. NEUVILLE, Docteur en Médecine, ex-Chirurgien-Major aux Armées.

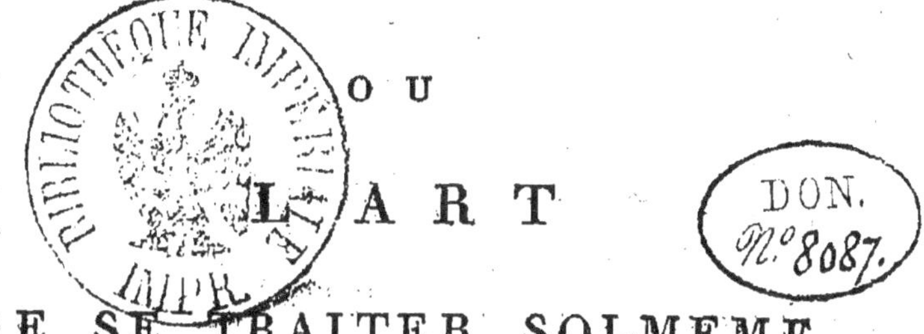

~~~~~~

A PARIS,

Chez L'Auteur, place de la Colonnade du Louvre, n°. 12, au coin de la rue des Fossés-Saint-Germain-l'Auxerrois.

MDCCCVI. — 1806.
~~~~~~

PRÉFACE.

Mon but, en donnant ce Traité, a été de renfermer dans un cadre étroit, les différens symptômes sous lesquels la maladie vénérienne, (dite syphilitique) peut se présenter, et d'indiquer les moyens à l'aide desquels on peut parvenir à les combattre le plus sûrement et le plus radicalement. Par la brièveté que j'ai observé, j'évite à ceux qui veulent acquérir quelques connaissances sur cette maladie, les détails minutieux et spéculatifs renfermés dans les gros ouvrages de quelques auteurs, où après s'être donné beaucoup de peine pour les parcourir d'un bout à l'autre, vu leur immensité, on se trouve très-embarrassé, soit par leur système, ou bien par les différens systêmes qu'ils se sont donnés la peine de combattre en grands détails, et le nombre d'hypothèses qu'ils ont entassés. On se trouve très-embarrassé, dis-je, à débrouiller ce cahos, et il ne reste pour fruit de ce travail, qu'une idée confuse du point essentiel, c'est-à-dire de la maladie et des moyens pour la guérir.

Ainsi, loin d'embrasser aucun système en particulier, je prendrai dans chacun d'eux ce que la raison et l'expérience de plusieurs siècles ont confirmé être bon pour la guérison de la vérole, et j'y joindrai le fruit de mes travaux et de mes observations.

Je présenterai le plus clairement qu'il me sera possible, les moyens de se guérir soi-même de cette maladie, et les méthodes à l'aide desquelles on peut parvenir à se guérir le plus sûrement et le plus radicalement : je ferai sentir en même-tems les cas qui nécessitent d'avoir recours aux conseils d'un médecin.

Je ne négligerai rien pour mettre les personnes attaquées de cette maladie en état de se traiter elles-mêmes; quoiqu'il en soit, je ne prétends pas dérober le traitement des maladies vénériennes aux hommes de l'art, à qui elle appartient de droit ; je pense, au contraire, qu'on fera bien de se confier à un médecin, mais comme il est souvent très-difficile de s'adresser à un habile médecin, et que d'ailleurs on peut, par des affaires domestiques, en être assez éloigné pour ne pas pouvoir en implorer les secours ; je crois, en conséquence, le présent ouvrage non-seulement utile à quelques particuliers, mais même dans beaucoup de circonstances être nécessaire pour le bien général.

On ignore encore la nature du virus ou venin de la vérole : il paraît même probable que nous sommes encore fort loin du but, puisque la chymie ni la physique n'ont aucune prise sur lui : c'est une matière *sui generis,* on ne la connaît que par ses effets.

La vérole se contracte de deux manières ; ou par voie de génération, ou par voie de contagion ; elle affecte principalement les parties qui sont recouvertes par un épiderme un peu mince, telles que les parties de la génération chez l'un et l'autre sexe, principalement le dessous du prépuce, le gland, l'intérieur du canal de l'urètre, de la bouche, du nez et des yeux, le pourtour et l'intérieur de l'anus; quelquefois les mains et les autres parties recouvertes d'une peau dense et serrée en sont affectées; mais il faut pour que cela ait lieu, que ces parties soient ulcérées ou égratignées, le virus n'ayant pas assez de force pour mordre la surface dure et sèche de la peau.

Cette maladie s'annonce par des écoulemens qu'on nomme chaude-pisse, gonorrhée, ou blénorrhagie syphilitique; par des chancres aux parties de la génération, dans la bouche, aux amydales; par des engorgemens, des glandes inguinales sous bacxillaires et du col, auxquels on donne le nom de bubon ou de poulain; par de poireaux ou excroissences verruqueuses autour du gland, de crètes et de rhagades autour de l'anus : par de taches furfuracées sur toute la surface de la peau, qui dégénèrent quelquefois en ulcères de très-mauvais caractères, et des nodosités qui naissent dans la main et la plante des pieds; par des boutons qui poussent sur la tête et sur le front, ce qui caractérise le *corona veneris* des auteurs; enfin, par dès douleurs dans les membres et des exostoses.

Comme plusieurs des symptômes que je viens d'énumérer, annoncent une vérole consécutive, je n'en ferai guère mention, attendu que les personnes pour qui je destine ce petit Traité, n'en pourraient tirer un grand avantage; je leur conseille donc, dans ces différens cas, de s'adresser à un médecin éclairé; mais pour ce qui concerne les symptômes primitifs ou locaux, j'entrerai dans tous les détails nécessaires, afin qu'un chacun puisse se donner des soins propices à sa maladie, et même se guérir dans les cas les plus ordinaires. Je m'estimerai plus que dédommagé de ma peine, si ce faible essai peut remplir le but auquel je l'ai destiné.

TRAITÉ

DES

MALADIES VÉNÉRIENNES,

OU

L'ART

DE SE TRAITER SOI-MEME,

ET

De se guérir de leurs différens symptômes dans les cas les plus ordinaires.

CHAPITRE PREMIER.

Des différentes espèces de gonorrhées virulentes ou blénorrhagies syphilitiques, et de la manière de les traiter.

Il y a trois sortes de gonorrhées virulentes : la première est celle que l'on observe le plus fréquemment, et à laquelle on a donné le nom de chaude-pisse, à cause de la douleur cuisante

A

que l'on éprouve par l'émission des urines ; elle a son siège dans le canal de l'urètre, et est accompagnée d'un écoulement : la seconde est celle qu'on appelle gonorrhée bâtarde, elle a son siège autour de la couronne du gland, et au-dedans du prépuce : enfin, la troisième la plus rare de toutes, est celle qu'on nomme gonorrhée sèche, elle a son siège dans l'intérieur du canal de l'urètre, et s'annonce par des vives douleurs qui ne sont pas suivies d'écoulemens comme dans le premier cas.

ARTICLE I.

De la première espèce de blénorrhagie syphilitique, gonorrhée ou chaude-pisse.

Lorsque quelques jours après un coït impur, on éprouve au bout de la verge, dans le canal de l'urètre, immédiatement sous le frein, une titillation et une légère démangeaison avec un léger suintement de matière séreuse un peu gluante ; qu'un jour ou deux après la douleur et le cuisson se mettent de la partie avec un écoulement de matière puriforme, blanchâtre, qui tache la chemise, on a ce qu'on appelle la chaude-pisse. Cet état ne dure guères que les

deux ou trois premiers jours, au bout duquel
tems la douleur et l'écoulement deviennent
plus considérables : le sommeil est interrompu
par des érections douloureuses, l'écoulement
prend de la consistance, et de clair et blanchâtre qu'il était, il devient d'un jaune verdâtre ; la douleur lorsqu'on rend les urines est
alors beaucoup augmentée, l'écoulement se fait
aussi en plus grande quantité, et le linge se
trouve taché plus fortement.

La maladie faisant des progrès, on éprouve
le long du canal de l'urètre des picotemens ac-
compagnés de fréquentes érections très-dou-
loureuses ; l'écoulement devient beaucoup plus
abondant, plus coloré, plus mordicant. En
comprimant l'urètre, depuis la racine de la
verge jusqu'à l'extrêmité du gland, on en fait
sortir une matière jaune verdâtre. La difficulté
d'uriner augmente, les urines deviennent extrêmement cuisantes, on a de la peine à les
retenir, on éprouve de fréquentes envies de
les lâcher, et en passant elles semblent déchi-
rer la membrane muqueuse du canal de l'u-
rètre.

Dans cet état, si l'on ne fait aucun remède,
tous les symptômes deviennent plus violents,
l'érection devient plus fréquente, surtout pen-

dant la nuit, et l'on sent comme une corde qui règne tout le long du canal de l'urètre, qui oblige la verge de se courber dans le fort de l'érection, c'est ce qu'on appelle chaude-pisse-cordée. Les urines ne pouvant plus passer facilement, vu la crispation du canal, on éprouve une douleur des plus violentes en en exprimant les dernières goutes : l'écoulement est extrêmement âcre et de couleur jaune-verdâtre plus foncé, quelquefois même mêlé de filet de sang. Il se forme à l'extrêmité du gland, une tache d'un rouge livide ; les bords de l'urètre se gonflent et semblent se renverser en dehors ; le périné devient douloureux au toucher, quelquefois même il s'y forme des dépôts ; les glandes des aines se gonflent, et offrent des tumeurs, qui, par leur forme et par la douleur, ressemblent aux bubons vénériens, quoiqu'elles en diffèrent essentiellement, ces glandes n'étant engorgées que par sympathie ; enfin, l'écoulement venant à se supprimer en tout ou en partie, les testicules s'engorgent et deviennent douloureux, c'est ce qu'on appelle chaude-pisse tombée dans les bourses.

D'après tous les symptômes qui viennent d'être énumérés, on voit distinctement que la chaude-pisse est une inflammation du canal de l'urètre : en conséquence de cette manière de voir, on conçoit facilement aussi que les moyens les plus propres pour la combattre efficacement, sont ceux tirés du régime antiphlogistique : mais pour donner un peu plus de facilité à les employer convenablement, et pour mettre dans cette matière autant de précision qu'il est possible, je crois qu'il est indispensable de diviser la durée de la maladie en trois périodes. La première comprend l'intervale du tems qui s'écoule depuis son commencement jusqu'à ce que la chaleur et la tension des parties affectées perdent de leur violence et se modèrent. La seconde est celle pendant laquelle l'urine sort avec moins de douleurs, et que l'écoulement gonorrhéïque moins âcre et moins coloré, sort avec plus de facilité et de liberté. Enfin, la troisième comprend depuis ce moment jusqu'à ce que l'écoulement soit tout-à-fait terminé.

Première Période.

Dès que la chaude-pisse commence à se déclarer, on doit faire tous ses efforts pour modérer l'inflammation et en empêcher les progrès. A cet effet, on se mettra à un régime assez sévère, on mangera très-peu à dîner; le soir on ne soupera que de bouillon ou de crême de riz, ou de soupe fort légère; on évitera avec le plus grand soin toutes les substances échauffantes, on ne boira absolument ni vin pur, ni liqueurs spiritueuses, ni café, etc. on ne fera aucun exercice violent, pour ne pas faire tomber la chaude - pisse dans les bourses, et pour prévenir cet accident, je recommande sur toutes choses, de porter un suspensoir bien fait jusqu'à ce que la maladie soit terminée. J'ai déjà dit qu'il était important de s'opposer aux progrès de l'inflammation; ainsi, même tems qu'on tiendra le susdit régime, on boira en aussi grande quantité que l'on pourra de la boison (n°. 1 ou 2), et de quatre heures en quatre heures un verre de l'emulsion (n. 3); on prendra un lavement matin et soir, tel que celui (n. 4); on prendra quelques bains locaux, c'est-à-dire, qu'on trempera la verge dans une décoction émoliente telle que celle (n. 5), dans laquelle on laissera la partie pendant quelques minutes, ayant soin de ne faire que tiédir le liquide; le bain entier est bon aussi, et lorsqu'en en sera à portée; je recommande d'en prendre un par jour, ou de deux jours l'un jusqu'à la fin de cette période. Si

malgré qu'on aurait employé ces moyens avec
tous les soins et l'exactitude possible , on s'ap-
percevait que l'inflammation prît de l'accroissement ainsi que tous les autres symptômes,
il faudrait avoir recours à un homme de l'art,
qui employerait la saignée du bras , et la répé-
terait aussi souvent que l'intensité de la maladie
pourrait l'exiger , toutefois , ayant égard à la
force, au tempérament et à l'âge du malade; on
secondera avantageusement l'effet de la saignée
par l'application d'un morceau de flanelle
trempé dans la décoction (n. 5), ou du cataplasme (n. 6) mis chaudement sur la partie douloureuse, et renouvellé de trois en trois
heures, par l'application des sangsues ou périné, etc. etc. etc.; par des injections d'huile
d'amendes douces, légèrement chaudes, injectés
dans le canal de l'urètre, trois ou quatre fois
par jour. Il est bon d'observer que cette rigueur
de traitement n'est pas indiquée dans les cas
les plus ordinaires, et qu'il doit être modifié
suivant l'intensité de la maladie.

Seconde Période.

. En suivant cette méthode, on voit rarement la chaude-pisse devenir très-douloureuse,

l'inflammation se termine assez promptement, et au bout de dix à quinze jours, plus ou moins, la douleur et tous les autres symptômes se calment. Il faut pour lors redoubler d'attention , et faciliter l'écoulement autant qu'il est possible , en continuant l'usage de la boisson (n. 1 ou 2), ou bien tout autre de ce genre, en faisant tous les soir une onction d'onguent (n. 18), sur le canal de l'urètre, depuis les bourses jusqu'au gland ; à chaque onction on usera de l'onguent gros comme la moitié d'une féve d'haricot, ayant soin d'envelopper la verge avec une bandelette de linge, afin que la chemise ne soit pas gâtée.

Troisième Période.

Lorsque la douleur est bien dissipée , qu'on n'éprouve plus des érections involontaires , que la matière de jaune et verte qu'elle était, prend une couleur blanchâtre et file entre les doigts, comme le ferait une dissolution de gomme arabique dans l'eau, et qu'elle coule en moindre quantité , on est à sa troisième période.

Cette troisième période va nous donner grande matière à discussion ; les auteurs sont

beaucoup partagés sur la manière dont il faut
ici se conduire ; mais sans entrer dans des
détails ennuyeux, et sans m'arrêter à l'opinion
de quelques médecins qui crient de toute leur
force que la chaude-pisse (ou blénorragie)n'est
jamais vénérienne, et conseillent de l'arrêter
de suite à force d'injections astringentes, et
de faire ce qu'on appelle renfermer le loup
dans la bergerie, car on conçoit aisément, sans
qu'on le dise, que ces messieurs bannissent
toute espèce de traitement anti-vénérien; ni à
celle d'un plus grand nombre encore, qui conseillent de laisser subsister l'écoulement jusqu'à ce qu'il s'arrête de lui-même, ce qui dure
quelquefois des années, et même des fois toute
la vie, toujours avec de grands dangers; je
dirai seulement que les uns et les autres me
paraissent avoir un peu trop généralisé leur
opinion. Voici comme on doit se comporter
en pareille cas; toutes les fois qu'on sera affecté d'une chaude-pisse (blénorragie), provenant d'un coït impur, je trouve indispensable
de faire usage intérieurement d'une préparation anti-vénérienne telle que celle du (n. 7)
ou autre de ce genre, pendant toute la durée
de la maladie, et même pour plus grande sû-
reté de continuer ce moyen quelques jours

après que la maladie est terminée. Je ne veux
même excepter de cette règle générale que les
écoulemens qui sont le résultat d'une injection
irritante quelconque, d'un excès de bière, des
suites de la masturbation ou du rétrécissement
du canal de l'urètre ; car, dans toutes les autres circonstances, ni la douleur et le cuisson,
ni la couleur et l'abondance de la matière ne
peuvent rien nous faire distinguer de positif.
Or donc, comme plusieurs auteurs respecta-
bles ont observé (et je l'ai observé aussi quelquefois), que la matière fournie par l'écoulement de la chaude-pisse étant déposée autour
du prépuce, y a produit des chancres, et que
la matière ou pus fourni par un chancre et in-
troduit dans le canal de l'urètre, y a établi la
chaude-pisse, que dans l'un et l'autre cas la
maladie inoculée ainsi a toujours été semblable
à celle provenant directement d'un coït impur,
je me crois autorisé à conseiller dans ces différens cas l'usage des remèdes anti-syphilitiques,
afin de se mettre en garde contre les suites de
la vérole, attendu que ces remèdes ne produiront jamais aucun mauvais effet, lorsqu'ils seront employés avec les précautions convenables, c'est du moins ce que j'ai toujours observé.

Relativement

Relativement à l'opinion de ces autres médecins, qui nous conseillent de laisser agir la
nature, et que l'écoulement finira bien par
lui-même sans autre secours, je suis forcé de
dire qu'ils ignorent comment il faut s'y prendre,
dans quel tems de la maladie il faut le faire, et
les vrais moyens qu'il faut employer pour parvenir à la terminer convenablement.

Ainsi, au commencement de cette période,
et point avant, ayant soin de continuer l'usage
de tous les moyens ordonnés pour y arriver,
on se purgera avec la médecine (n. 8, 9 ou 10),
on en aidera l'effet par le moyen du bouillon
de veau ou du thé, à la dose de quelques écuel-
les dans le courant de la matinée. Sur les midi,
la médecine ayant fait son effet, on commencera à faire usage des injections (n. 11 ou 12),
on les répétera quatre ou cinq fois par jours,
avec la précaution de ne pas trop distendre le
canal, et de se servir d'une seringue à canon
court et obtus; trois ou quatre jours après s'en
être servi, il n'y aura presque plus ou point
d'écoulement; pour lors on se purgera une seconde fois, et on continuera à faire les injections, car il faut les continuer pendant au
moins douze jours après que l'écoulement est
cessé. C'est peut-être pour avoir négligé ce

B

procédé que bien des gens ont des écoulemens que rien ne peut venir à bout de faire cesser, à moins qu'ils ne se donnent une nouvelle chaude-pisse, à laquelle on porterait les se-cours que je viens de prescrire.

Je ne donne point un mode de traitement particulier pour les femmes, attendu que celui que je viens de décrire leur est également propice avec quelques modifications près; il est bon d'observer que la maladie dont il s'agit n'est jamais si grave chez elles, mais toujours plus opiniâtre que chez l'homme, et qu'il faut s'abstenir de tous remèdes lorsqu'elles ont leurs menstrues.

ARTICLE II.

De la seconde espèce de blénorrhagie, ou gonor-rhée bâtarde.

Un écoulement virulent qui provient des glandes qui se trouvent autour de la couronne du gland et de l'intérieur du prépuce, accompa-gné d'une démangeaison opiniâtre et incom-mode dans les parties affectées, caractérisent ce qu'on appelle gonorrhée bâtarde.

Cette espèce de gonorrhée n'est pas à beaucoup près aussi dangereuse que l'autre : quoique cependant il pourrait en résulter des chancres et tous les attributs de la vérole, si on n'y
portait promptement de secours.

Pour obvier à ces accidens, dès le commencement de la maladie, on se mettra au régime
anti-phlogistique que nous avons prescrit article I, page 12. On pourra même se permettre
un peu plus de liberté dans le boire et le man-
ger : même temps on commencera à prendre
la liqueur (n. 7), on se bassinera la verge avec
de l'eau de guimauve (n. 5) deux ou trois fois
par jours, et chaque fois, après avoir bien essuyé la partie avec un linge doux, on la graissera avec un peu d'onguent (n. 18), ayant soin
de récaloter de suite.

Ces moyens continués dix-huit à vingt jours
suffisent ordinairement pour emporter la maladie ; pour lors on se purge une ou deux fois
avec la médecine (n. 8 ou 9), et pendant
quelque tems on se bassine la partie avec l'eau
(n. 13). Mais il arrive des fois que les choses
ne se passent pas ainsi : lorsqu'on est dans
l'impossibilité de décaloter , vu l'étroitesse du
prépuce , la maladie devient quelquefois exces-
sivement grave , et j'ai vu la verge dans ce cas

là égaler le volume d'une grosse pomme de terre, le tout accompagné d'un suintement de matière sanguinolente et de douleurs considérables. Dans ce cas, qui est alarmant, il faut tenir le régime le plus sévère, ainsi que le repos autant qu'on le pourra, se faire saigner une ou deux fois du bras, faire des injections sous le prépuce avec la décoction (n. 5), dans laquelle on ajoute quelques gouttes d'acetite de plomb liquide; on tient la partie suspendue avec un mouchoir passé entre les cuisses et attaché derrière et devant à une ceinture; ces différens moyens bien administrés suffiront ordinairement pour ramener le calme. Du reste on se conduira comme il est dit ci-dessus.

Article III.

De la troisième espèce de blénorrhagie ou de la gonorrhée sèche.

Une dysurie violente et une strangurie, jointes à une chaleur et au cuisson lorsqu'on lâche les urines, sans être suivis d'écoulement, sont les symptômes qui caractérisent la gonorrhée sèche.

Cette espèce de gonorrhée est toujours plus dangereuse que les autres, par la raison que le virus n'étant pas entraîné hors du corps par l'écoulement, on court plus de danger d'être attaqué par la suite de la vérole consécutive ; quelquefois la douleur du canal de l'urètre se propage jusqu'au périné, la glande prostate s'engorge, et si l'écoulement ne se déclare promptement, cette glande peut tomber en supuration.

Pour parer à tous ces accidens, il faut se mettre de suite au régime que nous avons prescrit chap. I, art. I. On se fera même saigner plusieurs fois, suivant la violence de la maladie ; on boira abondamment de la tisanne (n. 2.) ; on fera usage du lavement (n. 4.) et des fomentations avec l'eau (n. 5.); on prendra quelques demi-bains ou des bains entiers ; on appliquera sur la partie douloureuse le cataplasme (n. 6.).

Par l'effet de ces moyens bien administrés, au bout de quatre à six jours la maladie perd de son intensité, et il succède un écoulement qui diminue beaucoup tous les symptômes; il faut pour lors faire le traitement prescrit à l'art. I. de ce chapitre ; mais les choses ne tournent pas toujours si avantageusement : quelquefois l'écoulement n'a pas lieu , le périné devient de plus en plus douloureux, il s'y forme des dépôts, la glande prostate tombe en supuration ; il faut dans ces différens cas avoir recours à un homme de l'art, qui employera les procédés curatoires que l'art fournit pour ces sortes d'affections.

ARTICLE IV.

De la chaude-pisse tombée dans les bourses.

Une blénorrhagie ou chaude-pisse dont l'écoulement vient à se supprimer tout d'un coup, est ce qu'on appelle chaude-pisse avortée. De cette suppression il peut en résulter de grands accidens ; les plus dangereux sont l'ophtalmie syphilitique, la vérole universelle, et la tumeur des testicules : nous nous occuperons seulement de ce dernier accident, parce qu'il est le plus fréquent, et que les moyens que nous allons prescrire pour le combattre, peuvent convenir dans les autres cas, avec quelques modifications près.

La tumeur du testicule ou la chaude-pisse,

tombée dans les bourses est toujours un symptôme fâcheux, pour le présent et pour la suite,
puisqu'il peut dégénérer en abcès, fistule,
squirrhe, et en cancer, etc.

Le danger imminent qui nous menace lorsque nous sommes affectés d'une semblable maladie, ne nous laisse aucun moment de délai;
en conséquence on se mettra de suite au régime que nous avons prescrit à l'article premier de ce chapitre; on se fera saigner plus ou
moins, selon les forces et la violence de la maladie; on appliquera sur la tumeur le cataplasme (n. 14.), qu'on renouvellera plusieurs
fois dans la journée, et pour calmer davantage
la douleur, on graissera la partie avec un peu
d'onguent populeum, et on appliquera le cataplasme par dessus; le tout sera maintenu en
place par un bandage convenable.

Lorsque l'inflammation aura perdu de sa
violence, que l'écoulement aura repris son
cours, (ce qui n'arrive pas toujours) et que la
résolution de la tumeur commencera à se faire,
on remplacera l'onguent populeum par l'onguent mercuriel; on fera quelque fumigation
avec le sulfure de mercure rouge, mis sur
des charbons ardens, ayant soin de diriger
la fumée sur la tumeur, ce qui s'exécute par le

moyen d'un entonnoir, et de bien prendre garde d'en respirer la vapeur. Du reste on se conduira comme il est dit à l'article III de ce chapitre.

Ces moyens suffisent ordinairement pour guérir cette espèce de maladie, je dis ordinairement, car d'après ce que j'ai déjà dit de *l'autre part*, cela n'arrive pas toujours; ainsi, lorsque la maladie deviendra plus considérable, et que la tumeur tiendra à la suppuration, on s'adressera à un homme de l'art, qui l'ouvrira lorsque la suppuration sera formée, et administrera les moyens convenables pour en obtenir la guérison.

CHAPITRE II.

Des chancres syphilitiques locaux ou primitifs,
secondaires ou consécutifs, de leurs symptômes,
et de la manière de les traiter.

On donne le nom de chancre aux ulcères
qui, après un coït impur, naissent aux parties
génitales, sur le gland, sur la surface interne
et externe du prépuce, sur le frein, sur la peau
de la verge, sur le scrotum, et sur les cuisses, etc.
et chez les femmes, sur la surface interne et
externe de grandes lèvres, sur le clitoris, aux
caroncules mirtiformes, sur les nymphes, dans
le vagin, et sur les cuisses, etc. Chez l'un et
l'autre sexe, au gosier, aux amydalles, dans la
bouche, aux areoles et aux papilles des mammel-
les, et à la circonférence de l'anus : lorsque ces
derniers symptômes paraissent sans qu'un coït
récent ait précédé, ils sont des signes d'une vérole consécutive.

Il est important d'observer, que tous les chancres ou ulcères qui naissent aux parties génitales, à la bouche et sur d'autres parties du corps, après qu'on s'est exposé ou non avec les femmes, *et vice versà*, ne sont pas vénériens, et exigent par conséquent un traitement différent de ceux qui sont syphilitiques.

On reconnaîtra les chancres ou ulcères syphilitiques aux caractères suivans : le premier symptôme est une démangeaison ou un prurit, auquel succède un picotement incommode dans la partie qui est le siège de l'affection. Puis, on voit s'élever dans le même endroit un petit bouton et quelquefois plusieurs, dont la pointe blanchit un peu ; un ou deux jours après ces petits boutons se crèvent et laissent suinter une matière, qui ronge peu-à-peu les bords de la plaie, et en forme un petit ulcère plus ou moins large, plus ou moins profond, etc. Ces ulcères sont en général recouverts d'une pellicule blanchâtre et comme lardacée ; leurs bords sont un peu dur et calleux, le tissu de la partie affectée paraît comme épaissi ou racorni, entouré d'une aréole d'un rouge plus foncé que le reste de la surface.

J'ai déjà dit qu'il y avait des chancres locaux ou primitifs, provenant d'une infection

récente et immédiate , et de chancres secondaires ou consécutifs, qui proviennent
d'une infection ancienne et caractérisent la
vérole générale. Je vais exposer le traitement qui convient aux chancres récens en
général; à l'égard de ceux qui caractérisent une infection consécutive, il faudra,
pour les guérir, avoir recours à un traitement général tel que celui page 38.

Pour agir conformément aux principes donnés, de suite qu'on s'appercevra d'un ou de
plusieurs chancres, il faudra se mettre au
régime, c'est-à-dire qu'on se nourrira moins
qu'à l'ordinaire, et on évitera toutes les substances échauffantes. On se baignera fréquemment les parties affectées dans de l'eau
ou du lait chaud, ou dans la décoction (n. 5).
Si les chancres sont petits et superficiels, on
y fera de légères frictions avec trois ou
quatre grains de muriate de mercure, appliqué directement sur la partie avec le doigt
impregné de salive; on les répétera deux ou
trois fois par jour, et on fera en même-tems
usage du traitement par la liqueur (n. 7);
ou par les pillules (n. 16.). Ces moyens
doivent être continués quelque tems après
la disparution des symptômes. Quoique ce

traitement paraisse ne mériter aucune con-
fiance, je l'ai cependant vu réussir très-sou-
vent.

Relativement aux chancres plus profonds,
plus larges, avec bords durs et calleux, il
faut agir avec un peu plus de sévérité, le
régime prescrit au chapitre premier, article
premier, sera ici convenable; on baignera
la partie dans la décoction (n. 5.); on pan-
sera les chancres trois fois le jour avec
l'onguent (n. 15.) on fera usage intérieurement de la liqueur (n, 7.) ou des pillules (n. 16.), que ça soit l'un ou l'autre
de ces traitemens, ou de l'un et de l'autre ensemble auquel on donne la préférence, il faudra le continuer quelque tems
au-delà de la durée de la maladie. Au bout
d'une vingtaine de jours, plus tôt ou plus
tard, les chancres présentent une surface
rouge et grenue; lorsqu'ils sont dans cet
état, on les panse avec le bazilicum seul,
et on les touche légèrement avec la pierre
infernale (nitrate d'argent) pour en avancer
la cicatrisation.

Il y a des chancres profonds, irréguliers,
qui ont les bords durs et renversés et sai-
gnent très-facilement; ces sortes de chancres

sont très-sujets à donner lieu aux bubons,
et même à la vérole consécutive ; il faut donc
les traiter de la même manière, à-peu-près,
que ceux qui proviennent d'une infection générale; c'est-à-dire, par un traitement complet
tel que celui page. 38.

CHAPITRE III.

Des bubons vénériens, vulgairement appellés Poulains.

LE bubon est une tumeur contre nature, qui se manifeste ordinairement aux glandes des aînes, des aisselles, autour du col et aux parrotides.

On divise les bubons en bubon primitif et en bubon secondaire; en bubon idiopathique et en bubon symptomatique; en bubon tonique et en bubon atonique.

Le bubon primitif est celui qui paraît immédiatement après un coït impur, sans être précédé d'aucun autre symptôme syphilitique : Ces sortes de bubon ne paraissent ordinairement qu'au bout d'un mois, six semaines, quelquefois même plus tard, après qu'on s'est exposé à l'infection. Les bubons secondaires sont ceux qui paraissent à la suite de quelques

symptômes venériens locaux, dont le virus
ayant été répercuté dans la masse des humeurs,
est déposé de-là dans une ou plusieurs glandes;
cette espèce de bubon s'observe assez rarement,
et je puis dire avec vérité ne l'avoir vu que
deux fois : cela tient peut-être à ce que le virus répercuté dans la masse des humeurs, s'annonce plus souvent sous la forme d'excroissances, chancres, taches sur la peau, pustules
à la tête, exostose, etc. etc. Mais que cela
tienne ou non à ce que le virus a plus de ten-
dance à se présenter sous ces derniers symptômes, toujours est-il constant que les choses se
passent ainsi; à moins qu'on ne veuille confondre
les bubons primitifs avec les consécutifs ou secondaires : c'est cependant à quoi on doit faire
une attention majeure, attendu qu'ils exigent
un traitement tout-à-fait différent.

Les bubons indiopathiques, ne peuvent porter ce nom que jusqu'à un certain point, attendu qu'ils sont le résultat d'une infection
primitive et locale. Le virus vénérien étant
appliqué sur une partie quelconque y établis-
sant des chancres, une portion de ce même virus étant absorbée, se porte directement aux
glandes les plus voisines du lieu affecté, les gon-
fle et forme ce que nous appellons impropre-

ment bubon idiopathique ; cette espèce de bubon est celle que l'on observe le plus fréquemment.

Les bubons symptômatiques sont des engorgemens des glandes inguinales, qui paraissent pendant la période des fortes douleurs de la chaude-pisse ; aussi, comme nous l'avons déjà remarqué page 10, ils ne réquièrent aucun soin particulier, et à fur à mesure que les douleurs de la chaude-pisse se modèrent, ces sortes de tumeurs disparaissent.

Que le bubon soit primitif, secondaire, ou bien idiopatique, toutes les fois et quand il sera accompagné de rougeur, de tension, de douleur lancinente et d'inflammation dans la partie affectée, il portera strictement le nom de bubon tonique ; les signes opposés caractériseront ce que nous appellons bubon atonique. Cette dernière espèce est souvent très-longue et très - ennuyeuse à dissiper ; il en résulte même assez souvent la vérole consécutive.

Les bubons primitifs, et les bubons idiopathiques doivent être traités de la même manière, ayant toutefois égard à la maladie locale qui a donné lieu à ces dernières. Ainsi, d'après ces vues, on se mettrra au régime que nous avons prescrit chapitre I, article 1 ; on prendra

dra

dra deux ou trois bains en deux ou trois jours,
(je n'en ordonne pas un plus grand nombre attendu que la maladie fait quelquefois des progrès
si rapides, qu'on est obligé d'en venir de suite
aux frictions) ; on observera le repos le plus
parfait, et le soir sur les sept à huit heures, étant
devant le feu , on s'appliquera une friction avec
un gros de l'onguent (n. 18), sur la surface
de la jambe du côté affecté, ayant soin de fro-
ter avec la paume de la main pendant une
demie-heure ; la besogne finie , on mettra une
jambe de bas pour garantir les draps d'être ta-
chés par l'onguent et pour que ce dernier reste
directement appliqué sur la partie. Le lende-
main à pareille heure on se fera une semblable
friction et avec les mêmes précautions, sur la
surface interne de la cuisse; toujours du côté
affecté. On continuera ainsi alternativement
sur la jambe et sur la cuisse; mais après ces
deux premières frictions on mettra toujours
un jour d'intervalle entre les autres, même plus
si la bouche s'échauffait trop. Il ne faut point
s'inquiéter de la tumeur, il ne faut même y rien
mettre dessus crainte d'augmenter l'irritation,
à l'exception cependant de quelques compres-
ses trempées dans l'oxicrat, et renouvellées
souvent pour les maintenir froides; du reste,

C

il faut bannir tous les emplâtres, qui, en oc-
casionnant un travail dans la partie, détruirait
le bien qu'on veut obtenir.

Au bout de cinq à six jours de traitement,
la tumeur, la douleur et l'inflammation sont
ordinairement beaucoup diminuées, je dis or-
nairement, car il arrive des fois qu'au lieu de
diminuer, tous symptômes prennent de l'accroissement, et la tumeur vient à suppuration.
Lorsque cette fâcheuse terminaison a lieu, il
faut suspendre les frictions, prendre un peu
plus de nourriture, faire un peu d'exercice,
(si la violence de la maladie le permet), faire
usage intérieurement la liqueur (n. 7), appliquer sur la tumeur le cataplasme (n. 6), le
renouveller de quatre heures en quatre heures,
peu de jours après, les douleurs se modèrent,
elles sont remplacées par un peu de démangeaison et de pesanteur dans la partie; on sent
distinctement une fluctuation dans le milieu
de la tumeur : il faut alors s'adresser à un
homme de l'art pour se la faire ouvrir, car il
vaut mieux se la faire ouvrir que de la laisser
ouvrir d'elle même; on observera seulement de
la faire ouvrir dans l'endroit le plus déclive; afin
que le pus puisse sortir plus commodément.

La tumeur étant ouverte et ayant essuyé le

pus qui en est sorti , on introduira une mèche
de charpie dans la plaie, afin de la maintenir ouverte, on mettra un flocon de charpie par-dessus
et on appliquera le cataplasme par-dessus le tout:
ce cataplasme sera continué encore quelque
tems pour faciliter le dégorgement du pourtour
de la tumeur. Dans cet état de cause, on repren-
dra l'usage des frictions , qui seront faites pour
lors sur les deux jambes et sur les deux cuisses,
et on commencera l'usage de la tisanne (n. 17), à
la dose de deux verres le matin à jeun et deux le
soir, mettant la liqueur dans le premier verre :
on continuera le tout jusqu'à ce que la maladie
sera terminée, et même pour plus grande su-
reté on continuera le traitement quelque tems
après que la maladie aura cessé. Lorsque au
contraire la tumeur prend absolument la voie
de la résolution, ce qu'on connaît par les
signes susmentionnés, il me reste pour terminer la cure qu'à faire usage de la liqueur
(n. 7, etc.)

Je viens de dire que la termison d'un bubon
primitif et d'un bubon idiopathique par la suppuration était une fin fâcheuse, voici comme je
conçois qu'elle est telle; en effet, toutes les fois
et quand le virus est appliqué sur une surface
quelconque, sera absorbé en tout ou en partie,

par les vaisseaux lymphatiques et porté par ces mêmes vaisseaux aux glandes les plus voisines du lieu affecté, je dis et je soutiendrai, que tant que le virus sera logé dans la glande il ne sera pas ailleurs; et que c'est tant qu'il est logé dans cette même glande qu'il faut tâcher de le détruire, sans lui laisser la possibilité de se porter dans la masse des humeurs. Il en est à-peu-près du virus vénérien logé dans la glande comme d'un malfaiteur renfermé dans une chambre où il aurait entré pour faire du dégât; on conçoit sans peine que ce voleur sera bien plus facilement arrêté, assommé, ou tué, tant qu'il sera renfermé dans la chambre, que si on lui ouvrait la porte, et puis courir après. On ouvre donc la porte au virus vénérien, lorsqu'on laisse percer la glande; l'ulcère qui en résulte offre une large surface à l'absorption du virus, et un chemin facile pour être entraîné dans la masse des humeurs, tout comme le voleur, il a beaucoup d'espace à parcourir lorsqu'il est sorti de sa niche.

D'après ces considérations, je conseille à tous ceux qui seront attaqués d'un bubon primitif ou d'un bubon idiopathique de faire ce qui est prescrit page 27, afin d'empêcher la suppuration; par-là, on évitera 1°., le risque de la vérole

consécutive; 2e. des douleurs inouïes et inévi-
tables; 3º. une difformité de la partie affectée;
4e. l'impossibilité de vaquer à ses occupations;
5º. enfin une longueur de traitement double
ou triple, de celui qu'on aurait été obligé de
faire.

Relativement aux bubons consécutifs ou
provenant d'une infection générale, il faut
toujours autant que faire se peut les amener
à suppuration: Me voici donc de l'opinion
d'un grand nombre d'auteurs, qui ont cru que
la suppuration du poulain était une espèce d'é-
goût par où la matière peccante est évacuée;
mais je prie mon lecteur de bien réfléchir sur
le cas qui nous a occupé page 32 et sur celui
qui nous occupe maintenant, et il verra que
les circonstances sont tout-à-fait différentes.
Dans ce cas l'infection étant générale, on conçoit de suite qu'un exutoire tel que celui qui
est le résultat de la suppuration de la glande
engorgée doit nécessairement entraîner hors
de la masse des humeurs une partie du virus
qui les infectait; et que dans l'autre cas, cette
suppuration ne ferait que faciliter ce qu'on a
grand intérêt d'éviter.

L'indication à remplir pour amener ces sortes de bubons à suppuration, est de prendre

quelques bains, d'appliquer un emplâtre de
de vigo C... M... sur les parties affectées, de le
renouveller tous les deux jours, de faire un peu
d'exercice, si toutefois la douleur et les autres
circonstances le permettent : lorsque l'inflammation est bien développée, que la suppuration commence à s'établir, ce que l'on connaît par la rougeur, la grosseur et la douleur
de la partie, on applique le cataplasme (n. 6),
et on le continue jusqu'à ce que la suppuration est bien formée, (voyez les signes page
34), moment où l'on s'adresse à un homme de
l'art pour la faire ouvrir : on observera seulement de faire l'ouverture un peu plus grande
que dans le cas ci-dessus, afin d'y mettre plus
commodément un plumaceau couvert d'onguent bazilicum ou autre semblable, et par-là
d'en faciliter la suppuration.

Le bubon étant ouvert on prendra encore
un ou deux bains, et on commencera l'usage
des frictions avec les précautions énoncées
page 33. Lorsqu'on en aura fait huit ou dix on
se purgera une fois avec la médecine (n. 8),
puis on continuera l'usage des frictions, et on
commencera à prendre la tisanne (n, 17) et la
liqueur (n. 7), tous ces moyens seront continués l'espace de six semaines ou deux mois,

même plus si quelques circonstances le ré-
quierent.

La méthode que je viens de prescrire pour
le bubon consécutif, sera propice aussi, avec
quelques modifications près, pour le bubon
atonique; observant toutefois de l'amener à suppuration, afin de ne pas conserver une grosseur
ou squirrhe de la glande engorgée, qui tôt ou
tard peut produire des effets très - fâcheux.
(Voyez page 32).

CHAPITRE IV.

Du Phymosis et du Paraphýmosis, des Rhagades et excroissances.

Bien des personnes ont naturellement le prépuce allongé et serré à son extrémité, de manière à offrir l'impossibilité de découvrir le gland ; c'est ce qu'on appelle phymosis naturel. D'autres un peu plus favorisés par la nature, ont ce même prépuce allongé comme dans le cas précédent ; mais avec cette différence que l'ouverture est assez large pour permettre à décaloter, quoique avec un peu de difficulté ; dans ce dernier cas des chancres venant à se développer sur la tête de la verge, ou bien sur la surface interne au bout du prépuce, y produiront une tuméfaction, un froncement et un gonflement tel qu'il en résultera l'impossibilité de décaloter, c'est ce qu'on nomme phymosis accidentel.

Si avec la difficulté de décaloter, on vient

à bout de renverser le prépuce derrière la couronne du gland, et qu'on éprouve l'impos-sibilité de le faire revenir dans sa situation naturelle, on a ce qu'on appelle un paraphymosis.

J'ai toujours envisagé la tuméfaction de la verge comme un symptôme très-fâcheux, tant à cause des accidents présents qu'à cause de ceux qui peuvent survenir, attendu que si cet état dure quelque tems, la mortification de la partie peut être la conséquence d'une pareille tuméfaction. Le danger néanmoins est toujours plus grand lorsqu'on est affecté du paraphymosis, vu que le gland se trouvant étranglé, et la circulation interceptée, il peut tomber promptement en gangrène.

La première chose à faire lorsqu'on a un paraphymosis, est de faire revenir le prépuce à sa place naturelle, c'est à quoi on parvient presque toujours lorsqu'on s'y prend à tems. Pour cet effet, on prend la tête de la verge entre les doigts de la main droite, on la comprime légèrement afin d'en diminuer le volume, en dirigeant la compression de devant et en arrière, même tems qu'avec les doigts de la main gauche, on pousse le prépuce de derrière en devant.

Si malgré qu'on aurait employé toutes tentatives pour parvenir à ramener le prépuce à sa place, on ne pouvait y parvenir, il faudrait avoir recours à un homme de l'art, qui ferait l'opération nécessaire en pareil cas. Cette opération consiste à débrider et inciser le prépuce, afin de faire cesser l'étranglement; on conduira ensuite le traitement comme nous l'avons dit à l'article chancre.

Lorsqu'on est affecté du phymosis accidentel, il faut de suite se mettre au régime prescrit chapitre I, article 1; faire des injections entre la tête de la verge et le prépuce, avec de l'eau de guimauve (n. 5) légèrement chaude, le répéter cinq ou six fois par jour; on peut même y ajouter huit à dix gouttes d'acelite de plomb liquide, sur chaque once d'eau de guimauve; l'application des sangsues à la partie est quelquefois d'un grand secours, ainsi que le cataplasme (n. 14). Ces différens moyens bien administrés réussissent ordinairement à calmer la violence des symptômes, et il ne reste pour terminer la besogne qu'à faire un traitement tel que celui du chapitre II, ou autre de ce genre. Lorsqu'au lieu de se modérer, la maladie prend de l'accroissement, que la tuméfaction augmente, que la douleur et l'inflammation sont si considérables qu'elles menacent de faire tomber la verge en pourriture, il faut avoir promptement recours à un homme de l'art qui fera l'opération nécessitée en pareil cas, laquelle consiste à fendre le prépuce avec un bistouri conduit sur une sonde crenellée, et mettre le gland à découvert, on se conduira du reste comme nous l'avons dit ci-dessus.

ARTICLE II.

Des excroissances vénériennes.

Ces excroissances naissent autour de la couronne du gland, a la face interne et externe du prépuce, sur le frein, autour de l'anus ou clitoris, sur les grandes et les petites lèvres, à l'orifice du vagin, et autour du mamelon.

On leur a donné différents noms, tels que celui de poireaux, verrues, crêtes, condylomes, fraises, meûres, choux-fleurs, selon qu'elles ont plus ou moins de ressemblance à l'un ou à l'autre des objets que ces différens noms désignent. Quelquefois ces excroissances sont d'un volume très-considérable, et d'autrefois

très-petites. Des fois, il y en a un grand nombre, et d'autrefois on en observe que quelques-
unes. J'en ai vu une si grande quantité chez
quelque personne, que le pourtour du fonde-
ment et la surface interne des grandes lèvres,
en étaient tellement recouvertes, qu'elles pa-
raissaient comme boursouflées, et offraient l'as-
pect de la tête d'un choux-fleur.

Toutes ces excroissances sont des variétés de
la même espèce, et toutes peuvent venir immédiatement après un coït impur, et alors on
peut la regarder comme maladie locale, ou bien
elles peuvent survenir sans qu'une copulation
récente ait précédé, et être regardées comme
symptôme d'une vérole générale.

Toutes les fois qu'on sera affecté de quelques
excroissances, il faudra les emporter de suite,
afin d'en empêcher les progrès; et c'est à quoi
l'on parviendra facilement, soit en les liant
avec un fil, ou en les coupant avec l'instru-
ment, ou bien en la consumant par le moyen
d'un caustique. Ce dernier moyen me paraît
être le meilleur, attendu qu'il détruit très-
promptement l'excroissance, et pénètre jusqu'aux racines, ce que ne peut faire l'instru-
ment ni la ligature. Les meilleurs caustiques à
employer sont le nitrate d'argent, et l'acide

nitrique, avec la précaution de ne toucher que la partie qui doit être emportée.

Lorsque ces excroissances seront le résultat d'un coït récent, le traitement par la liqueur (n. 7), continué pendant trois semaines ou un mois, sera suffisant pour en détruire la cause ; mais lorsqu'elles dépendront d'un vice général, il faudra faire le traitement prescrit page 35.

A R T I C L E   I I I.

Des Rhagades.

Les Rhagades sont des espèces de gersures ou fissures que l'on observe le plus fréquemment à la marge de l'anus, la paume de la main, et la face interne des grandes lèvres.

Cette affection peut être regardée comme une maladie locale toutes les fois qu'elle paraît à la suite d'une copulation récente sans avoir été précédée d'autres symptômes vénériens, ou bien comme caractérisant une infection générale, lorsqu'elle paraîtra à la suite de quelques symptômes vénériens locaux, dont la cause n'aurait pas été entièrement détruite. Dans le

premier cas l'usage du traitement par la liqueur
(n. 7.) ou des pillules (n. 16.), et de quelque
friction locale avec l'onguent (n. 18.), ou de
la pommade citrine suffiront pour la détruire.
Dans le second cas, il faudra de plus faire
usage du traitement prescrit page 35, aidé de
quelques fumigations prescrites page 23.

Il est bon d'observer que souvent ces fissures ou rhagades ne participent pas du virus vénérien, et qu'elles dépendent d'un germe pro-
rique quelconque, dans ces cas les dessicatifs
et les apéritifs suffiront pour guérir la maladie.

CHAPITRE V.

Résumé sur les différens moyens qu'on a em-
ployé pour guérir les maladies vénériennes.

Dans le cours de ce Traité, n'ayant fait
mention que d'un très-petit nombre de remèdes pour guérir la maladie vénérienne, bien
des personnes ne manqueraient pas de me
qualifier d'ignorant, si je ne donnais pas quelques détails sur les différens traitemens qui ont
été employé jusqu'à ce jour. C'est donc pour
prévenir un tel jugement, que je me suis dé-
terminé à écrire ce Chapitre, bien persuadé
quoique ça, de ne pas échapper à la griffe de
quelque délateur, qui trouvent mauvais tout
ce qu'ils n'ont pas fait. Il est bon d'observer
cependant, que quelques-uns des moyens dont
je vais faire mention, peuvent dans quelque
cas être employé avec avantage, soit seuls ou
combiné avec d'autres; mais est-il toujours certain que le traitement que j'ai prescrit doit

avoir la préférence sur tous les autres, à moins qu'on ne soit empêché de le faire par une cause quelconque.

De tous les temps, nombre d'individus ont prôné l'efficacité des végétaux pour combattre et guérir seuls la maladie vénérienne; mais de tous les temps aussi, l'expérience a démontré que les végétaux, quoique bons, ne réussissaient jamais seuls pour guérir la vérole radicalement. Si quelques-uns de ces messieurs ont si bien fait leur chemin en exaltant la bonté des végétaux dans les cas dont il s'agit, on en trouve la cause à l'horreur que le vulgaire a du mercure, dont la plupart se croyent empoisonnés lorsqu'ils en ont pris une seule fois. Cette appréhension est même si forte, que quelques-uns se croyent incommodés par la seule idée d'en avoir fait usage, quoique dans le fait, ils n'en ayent jamais pris. Cette répugnance de mercure, cette horreur pour toute préparation mercurielle, se trouve fortifiée par le charlatanisme de ces vendeurs de poudre végétale, de ratafia, de bols, de rob et de biscuit, qui crient tous à l'envi les uns des autres, et assurent tenir entre leurs mains le végétal guérisseur, qui dans le fond, n'est autre chose qu'une préparation mercurielle déguisée.

Les

Les sudorifiques, les fumigations, l'oxigène, le carbonnat d'ammonic, et une infinité d'autres moyens ont été employés pour la guérison de la vérole, mais presque toujours sans succès lorsqu'ils n'étaient pas unis à quelque préparation mercurielle. Le mercure gommeux, dragées de Keyser, pillules de Beloste, pillules de panacée, mercure saccharin, huileux, balsamique, les bois sudorifiques, la saponaire et une infinité d'autres formules, ne réussiront que dans certains cas; il faut toujours autant que faire se peut, n'y avoir recours que lorsqu'on ne peut faire celui que j'ai prescrit, qui est le plus doux, et le plus sûr de tous.

FORMULES

DES

MÉDICAMENS

Indiqués dans le cours de cet Ouvrage.

N^a. I.

Prenez orge mondé deux plains cuillers à bouche, lavez-le dans de l'eau chaude, faites-les bouillir dans deux pintes d'eau jusqu'à réduction d'un quart, ajoutez un gros de racine de réglise sèche et éfilée, laisser infuser, passez.

N°. I I.

Prenez une once de racine de guimauve, ratissez et coupez par tranches minces, mettez dans deux pintes d'eau, faites bouillir et réduire d'un quart, ajoutez semences de chenevis concassés un plain cuiller, laissez infuser, passez à travers un linge, pour la rendre plus agréable à prendre l'on l'édulcorera avec le sirop de limon ou autre.

Nº. III.

Prenez des quatre semences émulsives une once, tritturez dans un mortier de marbre avec un pilon de même matière, en y ajoutant de l'eau petit-à-petit jusqu'à la quantité de dix onces, passez et ajoutez du sucre ou du sirop d'orgeat.

Nº. IV.

Prenez feuilles de guimauve, feuilles et fleurs de bouillon blanc, de chaque demi - poignée ; faites bouillir dans une pinte et demie d'eau jusqu'à réduction d'un tiers; passez.

Nᵒ. V.

Prenez racine de guimauve nouvellement cueillie deux onces, ratissez et coupez par tranches minces, mettez dans une pinte et demi d'eau, faites bouillir et réduire d'un tiers.

Nᵒ. V I.

Dans demie-bouteille de la décoction n. 5, mettez de la mie de pain en quantité suffisante ; faites cuire jusqu'à consistance de cataplasme.

Nᵒ. V I I.

Prenez douze grains de muriate sur-oxygéné de mercure, et dix-huit de muriate d'ammoniac, faites-les dissoudre dans deux livres d'eau distillée, ajoutez quatre onces de sirop diacode. On commence par en prendre une demi-cuiller à soupe le matin et le soir, éten-

due dans un verre d'eau d'orge ou autre : on
continue cette dose peudant quelques jours
et on monte, graduellement jusqu'au plain
cuiller, etc. etc.

N°. V I I I.

Prenez follicules de séné, deux gros,
— Rhubarbe coupée par petits morceaux, 2 gros.

Faites légèrement bouillir à vaisseaux ou-
verts, dans six onces d'eau, et réduire à quatre,
passez et ajoutez :

— Manne en sorte, deux onces.
— Sulfate de soude, un gros.

Faites légèrement chauffer pour faire fon-
dre la manne. Passez une seconde fois, pour
une prise.

N°. I X.

Prenez jalap en poudre quarante-huit grains,
mettez dans un verre d'eau d'orge ou d'eau
commune, délayez-la bien avec la lame d'un
couteau, et buvez de suite, pour ne pas

donner le temps à la poudre de se précipiter au fond du verre.

N°. X.

Prenez résine de jalap et de scammonée, de chaque huit à dix grains, triturez avec un peu de sucre, étendez le tout dans un verre d'eau d'orge pour une prise.

Les Formules N°. XI et XII se trouvent chez l'auteur, Place de la Colonnade du Louvre, n°. 12, au coin de la rue des Fossés St.-Germain-l'Auxerrois.

N°. X I I I.

Prenez eau commune huit onces, acetite de plomb liquide deux gros, eau-de-vie une demi-once, mettez le tout dans une bouteille pour l'usage.

N°. X I V.

Prenez des quatre farines résolutives un

demi-litre, mettez dans un poëlon de terre
avec suffisante quantité d'eau, faites cuire jusqu'à consistance de cataplasme : chaque fois
qu'on en mettra sur la tumeur, on arrosera
la surface du cataplasme avec l'eau n. 13.

N°. X V.

Prenez onguent basilicum deux onces,
oxide de mercure rouge, un gros, mêlez
exactement pour l'usage.

N°. X V I.

Prenez demi-once de mercure revivifié du
cinabre, gomme arabique une once, mêlez
exactement en y ajoutant de poudre de ré-
glisse autant qu'il en faut pour donner à la
masse une consistance suffisante ; faites qua-
tre-vingt bols, dont on prendra deux par
jours, en montant graduellement jusqu'à
quatre ou cinq.

N°. X V I I.

Prenez racine de salcepareille, de squine,

bois de gayac rappé, laurier sassafras, de chaque une once : mettez le gayac dans deux
pintes d'eau, laissez digérer à froid pendant
vingt-quatre heures, ajoutez les autres substances ; faites bouillir et réduire d'un tiers.
Passez.

Nº. XVIII.

Prenez graisse de porc et de mercure pu-
rifié de chaque parties égales, mêlez exactement jusqu'à ce que les globules de mercure soient entièrement disparues. Renfermez
dans un pot pour l'usage, etc. etc.

TABLE

DES MATIERES.

Fin de la Table des Matières.

* 9 7 8 2 0 1 4 0 3 3 9 9 1 *